ETUDES

SUR LA

MORTALITÉ DANS LA VILLE DE SAINT-ETIENNE.

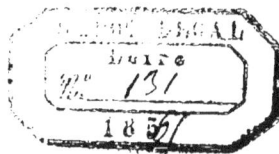

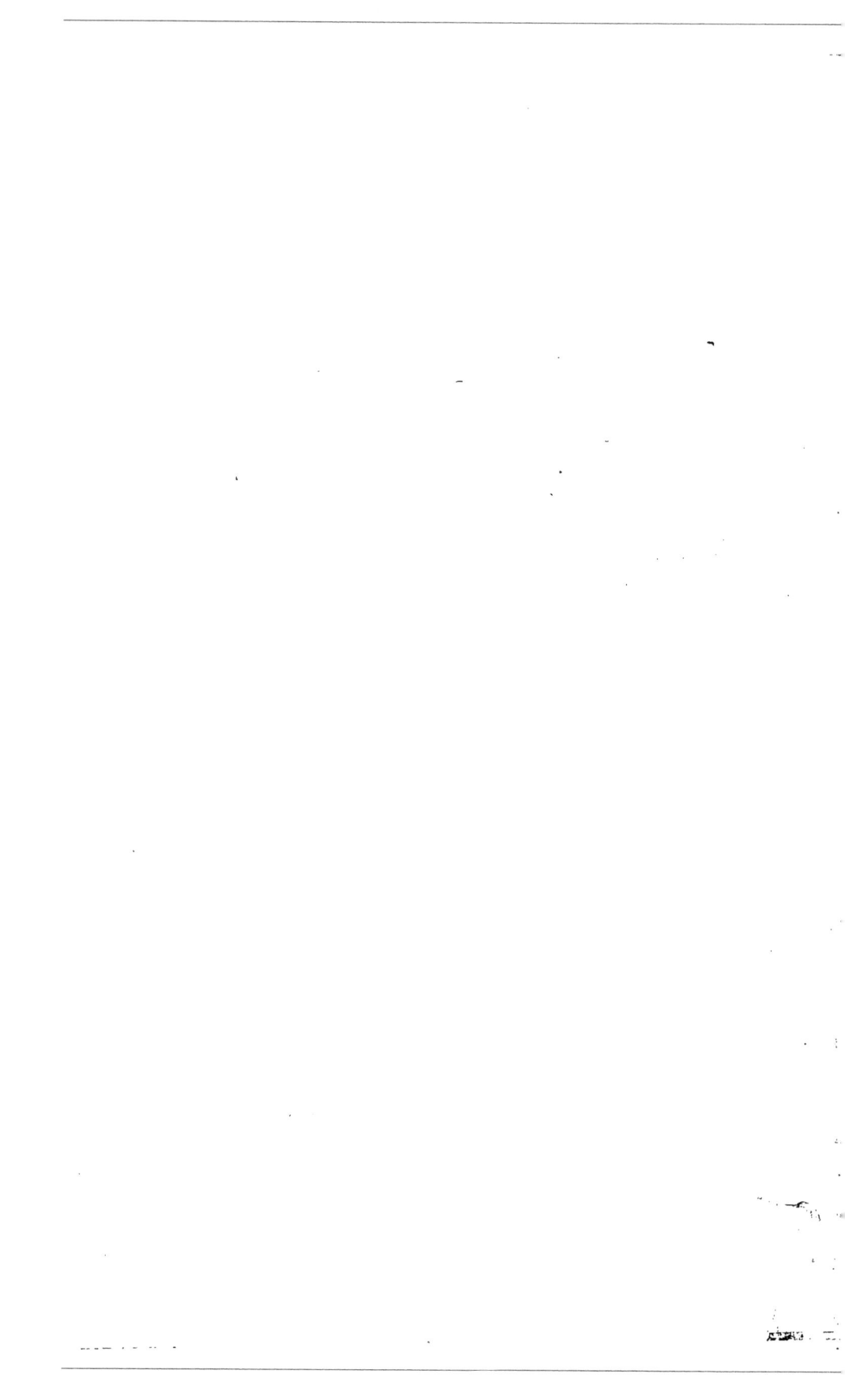

HYGIÈNE PUBLIQUE.

ETUDES

SUR LA MORTALITÉ

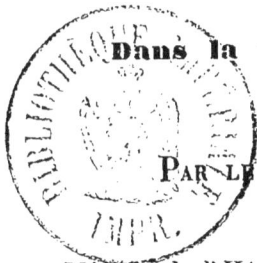

Dans la ville de Saint-Etienne,

Par le Dr A. RIEMBAULT,

*Médecin de l'Hôtel-Dieu de Saint-Etienne, membre
du Conseil d'Hygiène et de Salubrité du
département de la Loire, etc.*

La méthode numérique est une
des règles les plus anciennes
et les plus simples de l'art de
guérir.   ·
(REQUIN).

SAINT-ETIENNE,
Imprimerie et lithographie de J. Pichon, rue Brossard, 9.
1865.

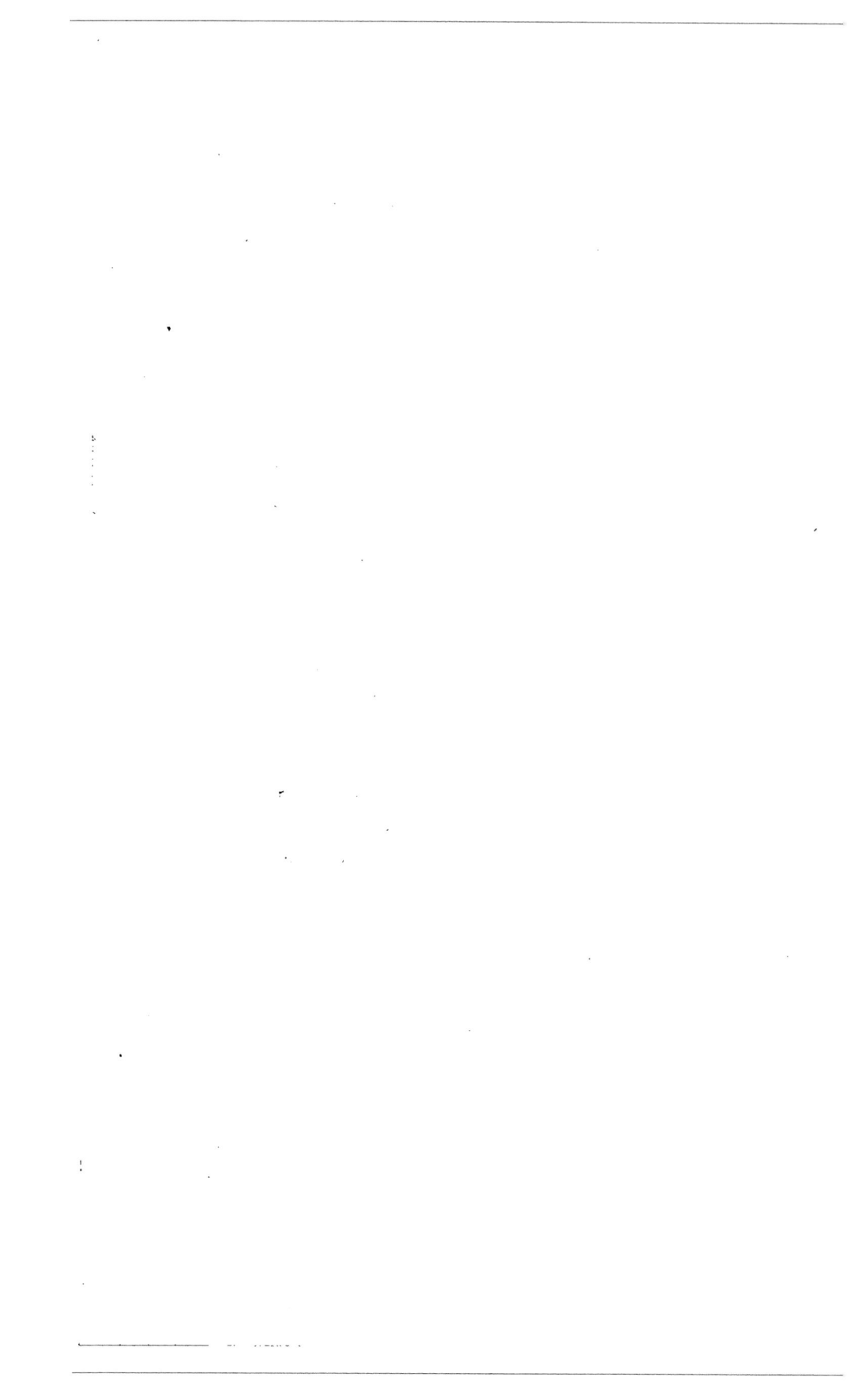

ÉTUDES

SUR LA

MORTALITÉ DANS LA VILLE DE SAINT-ETIENNE.

La ville de Saint-Etienne date de la fin du XIIme siècle. La charte la plus ancienne qui en fasse mention, est celle de Guy II, comte de Forey en 1195 (Isidore Hedde). En 1441, sous Charles VII, elle compte 200 maisons et 1,500 habitants; à la fin du XVIIme siècle (1669), la paroisse de Saint-Etienne comprenant Valhenoîte, Outre-Furens, Montaud, la Ricamarie, Furet, la Valette, Planfoy et la Métare, n'a pas moins de 28,000 habitants; pendant plus d'un siècle, c'est-à-dire jusqu'en 1790, la population n'augmente pas.

En 1806, la ville réduite à ses limites, compte 16,259 habitants; en 1828, 30,615; en 1846, 49,610 et en 1856, 78,648, et avec l'adjonction de la banlieue qui eut lieu à cette époque, 94,432.

On voit que la ville de Saint-Etienne est de
formation récente. Elle doit son importance à son
industrie, à la richesse de son sous-sol et non à
une situation stratégique, ni à la protection ou au
caprice d'un puissant Seigneur. Aussi, comme le
fait judicieusement remarquer M. Alléon Dulac :
» L'empreinte du ciseau de Michel-Ange n'y
paraît nulle part; » — à l'exception de l'église
de Saint-Etienne qui a d'assez belles proportions
et ne manque pas de majesté, nous ne possédons
pas de monuments. Nous ne sommes même pas
pourvus de tous les établissements nécessaires à
une grande cité ; ou du moins, ces établissements
n'ont point atteint le degré de perfection désirable.
— Cela tient sans doute au développement rapide
qui a surpris la ville de Saint-Etienne mal pré-
parée à un accroissement si considérable. Aussi,

Population de la ville de Saint-Etienne d'après les
recensements opérés depuis 1806 jusqu'à 1861 :

Epoque des recensements.	Population.
1806	16,259
1807	18,035
1822	19,103
1823	24,771
1828	30,615
1829	37,031
1831	33,064
1836	41,534
1841	48,554
1846	49,610
1851	55,958
1856	78,648	}
Population suburbaine	15,784	} 94,432

les diverses administrations qui se sont succédé, bien qu'animées des meilleures intentions, n'ont pas pu la doter des institutions indispensables à une nombreuse population. De bonnes choses ont été faites. — Il en reste encore beaucoup à faire.

J'entreprends mon travail sur la mortalité de notre ville, au moment où elle est appelée à suivre l'impulsion de l'époque, cette impulsion qui a transformé Paris et la plupart des grandes villes de France, qui a édifié de magnifiques quartiers à la place des rues infectes, où l'air et la lumière ne pénétraient jamais, qui a totalement modifié les conditions de salubrité et qui a, en partie, paralysé les épidémies autrefois si meurtrières.

La ville de Saint-Etienne ne peut manquer de se laisser entraîner à ce mouvement. — Déjà de beaux travaux sont en voie d'exécution.

Il m'a semblé qu'il ne serait pas sans intérêt d'établir à ce moment notre bilan hygiénique afin de pouvoir, dans la suite, comparer, à ce point de vue, deux époques différentes.

Jamais, dans aucun temps, l'utilité de l'hygiène n'a été mieux comprise. — C'est un devoir pour nous (1) de redoubler de zèle et de chercher à répandre, autant que nous le pourrons, les lumières de la science sur certains sujets importants.

_____

(1) Ce travail est extrait des Annales du Conseil d'Hygiène et de Salubrité du département de la Loire.

Sans doute, il y a, en hygiène, des questions qui sont claires pour tout homme d'un jugement droit, quelqu'étranger qu'il soit aux études qui nous sont propres. — Mais si ces mêmes questions ont reçu, pour ainsi dire, une consécration scientifique, elles s'imposent plus impérieusement.

Prenons un exemple : on sait que le Furens qui sert, à peu près, d'égoût collecteur à la ville de Saint-Etienne, n'a pas une masse d'eau suffisante pour entraîner au loin les immondices dont il est obstrué, et que la partie basse de la ville est infestée d'émanations malsaines et éminemment nuisibles. — On sait cela depuis longtemps, et cependant cet état persiste. — Mais si l'on établit, par des chiffres authentiques, que, dans cette partie basse de la ville, dans le canton Nord-Est, sur 1,000 enfants âgés de moins d'un an, il en meurt annuellement 613, tandis que, dans d'autres quartiers, dans le canton Sud-Est, par exemple, il n'en meurt que 304 ; si l'on ajoute que, dans ce même canton Nord-Est, la vie moyenne n'est que de 21 ans, tandis que, dans d'autres, elle est de 31 ans, il est certain que le danger entrevu, soupçonné, sera devenu évident, et il est probable qu'on cherchera à y porter remède.

Ce sont ces réflexions et d'autres analogues, qui m'ont inspiré l'idée du travail statistique que je vous soumets aujourd'hui.

La statistique a ses prôneurs et ses détracteurs. « On a souvent mal raisonné sur des nombres, dit M. Boudin, mais la faute en est moins à la méthode numérique elle-même qu'au raisonnement des hommes. N'est-il pas évident que des faits statistiques sont plus aptes que des faits non comptés, à conduire à la vérité. » On a reproché à la statistique de servir les opinions contraires et d'avoir, suivant les besoins et sur les mêmes sujets, donné les réponses les plus contradictoires.

La statistique est un puissant moyen d'étude pour les esprits judicieux qui savent ne lui demander que ce qu'elle peut donner ; pour les brouillons, elle est la source de toutes les erreurs et de toutes les absurdités imaginables.

Pour éviter tout résultat erroné, il faut prendre des unités parfaitement semblables entr'elles. — Aussi mes unités sont des morts, abstraction faite des causes qui ont déterminé la mort. — Quelles que soient les maladies, les professions des individus décédés, je n'en tiens pas compte.

Sans contredit, il serait intéressant de rechercher quelles sont les affections qui dominent à Saint-Etienne et qui font le plus de victimes. — Mais le moment n'est pas venu d'entreprendre une étude de cette nature. — Les bulletins de maladies exigés par la Mairie, et délivrés par le

médecin traitant à la famille du défunt, ne sont
pas et ne peuvent pas être, dans l'état actuel des
choses, l'expression de la vérité; si la maladie qui
a déterminé la mort est héréditaire, comme
l'épilepsie, la scrofule, la phthisie, etc., le médecin
peut-il livrer ce secret à la publicité ? ou bien s'il
s'agit d'une affection épidémique contagieuse,
comme le choléra, doit-il semer l'alarme, et n'est-
ce pas un devoir pour lui de déguiser la cause de
la mort.

Quant aux professions, elles ne sont plus stables
depuis la longue crise qui pèse sur nos principales
industries. — Bien des ouvriers passementiers
ont été obligés de se faire mineurs, terrassiers,
etc., et tel est inscrit sur le recensement comme
veloutier, qui meurt forgeron ou cokeur.

C'est pourquoi, voulant avoir des résultats
d'une exactitude incontestable, j'ai restreint les
limites de mon travail.

J'ai opéré sur une période de cinq années
(1858, 1859, 1860, 1861, 1862). — C'est une
période suffisante. — M. le docteur Duménil, dans
un remarquable travail sur la mortalité de la ville
de Rouen, travail dont je parlerai souvent dans la
suite, et qui m'a servi de modèle et de guide, avait
d'abord basé ses recherches sur un relevé de
cinq années ; puis, dans la crainte d'être trop
restreint, il les étendit à une seconde série de

cinq années. — Cette seconde série lui donna
des résultats de tous points identiques à ceux
de la première.

Ce n'est pas sans motifs que j'ai choisi cette
période de 1858 à 1862. — En 1856, Saint-
Etienne devenait le chef-lieu du département
de la Loire ; en 1858, toutes les installations
qu'avait nécessité ce nouvel état de choses,
étaient terminées et, en 1862, les travaux qui
devaient nous donner les belles eaux dont nous
jouissons en partie aujourd'hui, n'étaient point
achevés. — Dans quelques années, il ne sera pas
sans intérêt de rechercher si elles n'ont pas
eu une heureuse influence sur la santé publique.

Les décès ont été relevés sur les registres de
l'état civil, avec indication de l'année, du mois,
de l'âge, du sexe et du domicile. — J'ai pu ainsi
étudier la mortalité suivant les saisons, suivant
les âges, suivant les sexes et suivant les quartiers.
On verra dans le cours de ce travail, les soins
que j'ai pris pour éviter les causes d'erreur.

Il fallait comparer le nombre des décès avec la
population actuellement existante, non seulement
pour l'ensemble de la ville, mais pour chacun des
divers quartiers qui la composent ; autrement le
chiffre des décès n'eut pas eu une signification
bien importante.

J'ai étudié la mortalité aux différents âges de la vie que j'ai groupés en septs périodes. — Il eut été sans intérêt et sans profit d'étendre mes recherches sur chaque année de la vie, depuis la naissance à un an, de un an à deux, de deux à trois, de trois à quatre, et ainsi de suite jusqu'à cent ans. — A l'exemple de M. Marmisse, de Bordeaux, et de M. Duménil, de Rouen, j'ai particulièrement insisté sur la mortalité des enfants, parce que cet âge est plus impressionnable aux causes morbides, et paie à la mort un tribut qui permet d'apprécier leur action d'une manière plus sensible.

J'ai recherché quelle était l'influence des saisons sur chacune des périodes que j'ai établies.

Enfin, j'ai étudié la mortalité suivant les quartiers. — La ville de Saint-Etienne est partagée en quatre cantons: d'une part, par la grande rue qui part de Bellevue et aboutit à la Terrasse; d'autre part, par la rue Royale prolongée, qui coupe la première à angle droit; — j'ai adopté cette division parce qu'elle m'a semblé la plus naturelle et la meilleure. — J'ai fait pour chacun de ces cantons comme s'il se fut agi de quatre villes distinctes, et j'ai comparé entr'eux les résultats obtenus séparément. — Cette partie de mon travail est, je crois, la plus instructive. M. Duménil est le premier qui ait eu l'idée de faire des recherches de ce genre, et les résultats auxquels il est arrivé, sont de nature à lui susciter des imitateurs et à exciter le zèle de ceux qui ont souci de l'hygiène des grandes villes.

Par ce moyen, j'ai pu classer par ordre de salubrité les quatre parties de la ville de Saint-Etienne. En effet, « chacun admettra, avec M. Duménil, comme une vérité qui n'a pas besoin de démonstration, que la durée de la vie des habitants d'une localité et le chiffre des décès relativement au chiffre des habitants, est le thermomètre de la salubrité de cette localité.
— Là, se trouve l'expression de la fréquence et de la gravité des maladies auxquelles la population est exposée, l'expression de la quantité de vie qui l'anime. »

J'ai souvent entendu dire, j'ai même lu dans plusieurs des historiens de la ville de Saint-Etienne: qu'elle jouissait d'une salubrité peu commune. « Les seules maladies chroniques qui existent
» à Saint-Etienne, dit M. Alléon Dulac, sont
» l'asthme et le rachitis. — Les maladies
» cutanées n'y sont pas aussi communes que
» la malpropreté apparente du peuple devrait
» le faire croire; les fièvres malignes y sont
» très-rares. — A peine peut-on compter, dans
» le cours d'un siècle, une maladie épidémique.
» — Est-ce aux qualités de l'air, à l'élévation

» de la contrée ou aux exhalaisons du charbon
» que nous en sommes redevables, etc. »

Il ne faut accepter ces allégations que sous
bénéfice d'inventaire. La ville de Saint-Etienne
semble, en effet, placée dans de bonnes conditions
pour devenir salubre. Mais il ne faut pas
s'endormir dans une sécurité trompeuse. La
moyenne de la vie y est très-peu élevée. Elle
est de 26 ans seulement, tandis que pour toute
la France, elle est de 36 ans.

J'ai eu pour but, dans ce travail, de rassembler
des éléments pour l'étude hygiénique de notre
ville. — Je serai très-sobre, aujourd'hui, de
réflexions. — L'étude des influences auxquelles
on doit attribuer les résultats que j'ai signalés,
est très-complexe.

Chemin faisant, j'ai posé quelques points
d'interrogations ; j'ai même indiqué les causes
auxquelles certains résultats me semblaient se
rattacher d'une manière assez claire. — Mais
je ne suis pas entré dans la discussion de ces
points, voulant laisser à mon travail le caractère
que j'avais résolu de lui donner.

Les chiffres sont là. — Chacun peut les
interroger. — Dans certains cas, ils ont une
signification très-nette ; dans d'autres, ils auraient
besoin d'être fertilisés par des recherches nom-
breuses et bien dirigées.

Durée moyenne de la vie à Saint-Etienne.

Le total des décès pendant les 5 années 1858, 1859, 1860, 1861 et 1862, a été de 13,409.

Le chiffre total des années des individus décédés, est de 354,739.

Ce dernier nombre divisé par le premier, donne la durée moyenne de la vie qui est de 26 ans, 7 mois, 5 jours.

En séparant les deux sexes, nous trouvons :

Pour les hommes :

Décès . . . . . 6,999 } Vie moyenne, 25 a., 10 m., 14 j.
Années. . 181,012

Pour les femmes :

Décès . . . . . 6,410 } Vie moyenne, 27 ans, 1 m., 17 j.
Années. . 173,627

La durée de la vie moyenne des femmes dépasse de plus d'une année celle des hommes.

M. Ham donne le tableau suivant de la vie moyenne dans quelques Etats de l'Europe :

Années.

Prusse, 1849. 28,18
Hanovre, 1833 à 1843. . . . . .36, 8
Bavière, 1840 à 1844. . . . . .34, 3
Angleterre, 1849. 35
Danemark, 1845 à 1849 . . . . .37, 6
Schleswig, Holstein et Lauenbourg,
    1840 à 1845. . . . . .39, 8

Bernouilli nous donne les renseignements suivants pour d'autres Etats de l'Europe :

Années.

Royaume de Saxe..............29,05
Bade........................32,75
Vurtemberg 30
Pays-Bas....................34,05
Naples......................31,65
France......................36,45

L'excellent travail de M. Duménil, de Rouen,
nous fournit des données sur plusieurs grandes
villes de France : — La durée moyenne de la
vie à Nancy, est de 33 ans, 7 mois, d'après
M. Simonin. — A Epinal, elle est de 34 ans,
suivant M. Berher ; à Metz, de 38, selon M.
Legoist ; à Dijon, de 39 ans, 9 mois, selon
M. Noirot ; à Pavilly (Seine-Inférieure), de
30 ans, 3 mois.

Enfin, suivant un travail de M. Jarvis, la vie
moyenne, à Vorchester (Massachussett), serait
de 45 ans pour les agriculteurs, de 33 ans
pour les négociants, et de 27 pour les ouvriers
mécaniciens.

La vie moyenne est donc peu élevée à Saint-
Etienne.

Proportion des décès à la population :

Moyenne annuelle des décès 2,682
Population (Recensement de 1861) 92,250
Proportion..................2,90 °/₀

Sur 100 individus, il en meurt annuellement, à Saint-Etienne, 3; ou plus exactement, 1 sur 34. — Suivant M. Boudin, les statistiques portant sur toute la France, de 1846 à 1850, donnent un décès sur 37,32.

De la mortalité aux différents âges de la vie humaine.

A l'exemple du docteur Duménil, je divise la durée de la vie humaine en sept périodes.

Cette division est basée sur les données physiologiques de l'évolution de l'existence.

La première période s'étend de la naissance à 1 an; la deuxième, de 1 à 2 ans; la troisième, de 2 à 15 ans; la quatrième, de 15 à 20 ans; la cinquième, de 20 à 40 ans; la sixième, de 40 à 60 ans; la septième, de 60 et plus.

Nous avons établi la proportion des décès de chacune de ces divisions à la population vivante et à la mortalité générale.

Le chiffre des décès est ramené à la moyenne annuelle.

De la naissance à un an.

Proportion des décès à la population vivante :

Décès 641
Population 1,202
Proportion . . . . 50,30 °/₀

Sur 100 enfants qui naissent, il en meurt 50 environ dans l'année.

On s'étonnera que la population soit réduite à un chiffre si bas (1,202), en comparaison des naissances qui s'élèvent en moyenne à 3,510 par an. — C'est qu'à Saint-Etienne, comme dans la plupart des grandes villes, un nombre considérable d'enfants sont mis en nourrice immédiatement après leur naissance.

Garçons. { Décès 359
Population ...614 } Proportion .58,46 %

Filles. { Décès 282
Population ...588 } Proportion .47,95 %

La proportion des décès de cet âge à la mortalité générale, est de 23,2 %.— C'est-à-dire que, sur 100 décès, 23 environ reviennent aux enfants âgés de moins d'un an.

Cette proportion est à peu près la même dans les autres grandes villes de France.

De un à deux ans.

Proportion des décès à la population vivante :

Décès 252
Population 1,868
Proportion .... 13,49 %

La proportion pour Bordeaux est de 8 à 9 % ; à Rouen, de 10,49 %.

Garçons. { Décès....... 123
Population..1,003 } Proportion...12,2 %

Filles. { Décès 129
Population ...865 } Proportion...14,8 %

Proportion des décès à la mortalité générale 4 à 5 %.

En réunissant ces deux premiers groupes pour étudier la mortalité des enfants de la naissance à 2 ans, pris en masse, nous arrivons au résultat suivant :

Décès 893
Population 3,070
Proportion .... 29 %

Sur 100 enfants de la naissance à 2 ans, il en meurt 29 à Saint-Etienne, 33 à Rouen, 16 seulement à Bordeaux.

La proportion de la mortalité des deux premières années à la mortalité générale de Saint-Etienne, est de 33.

Sur 100 décès, 33 appartiennent à la catégorie des enfants au-dessous de 2 ans.

De deux à quinze ans :

Décès 389
Population 22,518
Proportion .... 1,72 %

Garçons. { Décès...... 179
          { Population. 11,378   Proportion...1,57 %

Filles. { Décès...... 209
        { Population. 11,140   Proportion...1,87 %

Sur **100** enfants âgés de **2** à **15** ans, il en meurt de **1** à **2** par an à Saint-Etienne.

La proportion des décès de cet âge à la mortalité générale, est de **14** à **15** %.

Sur **100** décès, **14** à **15** appartiennent à des sujets âgés de **2** à **15** ans.

De quinze à vingt ans:

Décès 92
Population 7,743
Proportion .... 1,18 %

Hommes { Décès...... 45
       { Population..3,926   Proportion...1,14 %

Femmes. { Décès...... 47
        { Population..3,819   Proportion...1,23 %

La proportion des décès de cet âge à la mortalité générale, est de **3,4** %.

Sur **100** décès, **3** à **4** appartiennent aux individus de **15** à **20** ans.

De vingt à quarante ans:

Décès 448
Population 33,103
Proportion.................... 1,35 %

Hommes $\left\{\begin{array}{l} \text{Décès......} \quad 248 \\ \text{Population.16,219} \end{array}\right.$ Proportion . .1,25 °/₀

Femmes. $\left\{\begin{array}{l} \text{Décès......} \quad 200 \\ \text{Population.16,884} \end{array}\right.$ Proportion . .1,19 °/₀

La proportion des décès à la mortalité générale, est de 17 °/₀.

Ainsi, sur 100 personnes âgées de 20 à 40 ans, il en meurt par an de 1 à 2 à Saint-Etienne, et sur 100 personnes qui meurent, il y en a 17 environ qui appartiennent à la période de 20 à 40 ans.

De quarante à soixante ans :

Décès 405
Population 18,277
Proportion. . . . . .2,20 °/₀

Hommes $\left\{\begin{array}{l} \text{Décès......} \quad 231 \\ \text{Population..9,281} \end{array}\right.$ Proportion . .2,48 °/₀

Femmes. $\left\{\begin{array}{l} \text{Décès......} \quad 174 \\ \text{Population..8,996} \end{array}\right.$ Proportion . .1,94 °/₀

Sur 100 personnes âgées de 40 à 60 ans, il en meurt annuellement 2 à Saint-Etienne.

La proportion des décès à la mortalité générale, est de 15 °/₀. — On compte 15 individus âgés de 40 à 60 ans sur 100 décès.

Soixante ans et plus :

Décès. 451
Population 22,518
Proportion. . . . . .2 °/₀

Hommes { Décès...... 213
Population.11,378 } Proportion...1,87 °/₀

Femmes. { Décès...... 238
Population.11,140 } Proportion...2,14 °/₀

Sur 100 individus âgés de 60 ans et plus, il en meurt annuellement 2 à Saint-Etienne.

La proportion à la mortalité générale, est de 15 °/₀. C'est-à-dire que, sur 100 décès, 15 appartiennent aux vieillards âgés de 60 ans et plus.

TABLEAU indiquant la proportion des décès aux différents âges, suivant l'ordre de décroissance de la mortalité, par rapport à la population vivante :

		Hommes.	Femmes.
De 0 à 1 an	50,30 °/₀.....	58	47
— 1 à 2 —	13 °/₀.....	12,2	14,8
— 40 à 60 —	2,20 °/₀.....	2,48	 1,94
— 60 et plus—	2 °/₀.....	1,87	 2,14
— 2 à 15 —	1,72 °/₀.....	1,57	 1,87
— 20 à 40 —	1,35 °/₀.....	1,52	 1,19
— 15 à 20 —	1,18 °/₀.....	1,14	 1,23

TABLEAU indiquant la proportion des décès aux différents âges, suivant l'ordre de décroissance, par rapport à la mortalité générale :

De 0 à 1 an............23,2 °/₀

— 20 à 40 —...........17   °/₀

— 40 à 60 —......14 à 15   °/₀

— 60 et plus—............15   °/₀

— 2 à 15 —............15   °/₀

— 1 à 2 —............ 4   °/₀

— 15 à 20 —..........3 à 4 °/₀

Le premier tableau a une importance que n'a pas le second, où l'on ne tient nul compte de la population vivante.

Ainsi on voit que sur **10,000** enfants qui naissent à Saint-Etienne, **5,300** meurent dans la première année, et **1,300** dans la seconde ; total **6,600**, et si l'on porte ses recherches exclusivement sur les garçons, on arrive à ce résultat que, sur **10,000**, il en meurt **5,846** dans la première année, et **1,220** dans la seconde ; total **7,066** (1).

Il est vrai qu'à partir de cette époque jusqu'à la vingtième année, jusqu'à l'âge d'homme, il en meurt à peine **300**.

On remarque que, dans la première enfance,

(1) Voici, d'après M. Boudin, la mortalité suivant l'âge et le sexe dans différents Etats de l'Europe :

De 0 à 15 ans, la mortalité calculée pour 10 Etats, varie entre 5,647, maximun en Saxe et 3,414 minimun en Suisse, sur 10,000 décès. — Les autres Etats se classent ainsi : Etats sardes, 4,987 ; Prusse, 4,825 ; Angleterre, 4,589 ; Hollande, 4,335 ; Suède, 4,030 ; Norwège, 3,954 ; Belgique, 3,900 ; France, 3,800. — La moyenne pour 8 de ces 10 Etats, est de 4,524, dont 2,406 du sexe masculin et 2,118 du sexe féminin.

le sexe masculin paie à la mort un tribut plus large que le sexe féminin ; puis de 1 an à 2 ans, de 2 à 15 ans, de 15 à 20 ans, le chiffre des décès est un peu plus fort pour le sexe féminin.

Mortalité suivant les saisons.

Voici le tableau des décès par mois en suivant l'ordre de décroissance :

Février....................1,278
Janvier....................1,264
Septembre..................1,152
Décembre...................1,120
Mai........................1,110
Août.......................1,089
Mars.......................1,084
Juillet....................1,080
Avril......................1,063
Novembre................... 987
Octobre 979
Juin 976

En groupant les mois par saisons, on obtient les résultats suivants :

Hiver (Janvier, février, mars)........3,526
Eté (Juillet, août, septembre)........3,221
Printemps (Avril, mai, juin)........3,149
Automne (Octobre, Novembre, Décemb.) 2,986

Dans certaines autres grandes villes de France, Paris et Rouen notamment, l'ordre des saisons est différent :

L'hiver, le printemps, l'automme et l'été.

L'été est, comme on le voit, la saison où en général, les décès sont le moins nombreux; à Saint-Etienne, il n'en a pas été ainsi jusqu'à présent.

Ce fait donnerait lieu à des observations que je ne ferai pas ici, mais qui peuvent jeter de la lumière sur des questions fort importantes concernant les eaux, les égoûts, etc.

L'hiver est la saison des grandes souffrances pour les malheureux et la plus fertile en décès, malgré le préjugé qui attribue aux chaleurs une plus funeste influence qu'aux froids les plus rigoureux.

Influence des saisons sur la mortalité des enfants et des vieillards.

Nous avons étudié l'influence des saisons aux deux âges extrêmes de la vie.

MORTALITÉ DES ENFANTS AU-DESSOUS DE DEUX ANS, PAR MOIS, DU MAXIMUM AU MINIMUM :

Août........................538
Septembre...................437
Juillet.....................426
Mars 386
Janvier 370
Mai.........................359
Février 358
Octobre.....................347
Juin 330
Avril 325
Décembre 314
Novembre....................271

Le groupement des mois par saisons, donne le tableau suivant :

Eté . . . . 1,401 . . . . 31,51 °/₀

Hiver . . . . 1,114 . . . . 25,10 —

Printemps . . . . . 994 . . . . 22,38 —

Automne . . . . . . 932 . . . . 20,98 —

L'été est une saison funeste aux enfants âgés de moins de 2 ans.

Dans les autres grandes villes de France, le classement des saisons est le même qu'à Saint-Etienne, à l'exception du printemps qui, au lieu de l'automne, tient le dernier rang. — L'été est toujours en tête ; et tandis qu'à Rouen, on obtient, pour cette saison, le chiffre de 29,64 °/₀, à Bordeaux, on arrive à celui de 40 °/₀.

Evidemment, pendant l'été, les enfants périssent en grand nombre à Saint-Etienne, comme ailleurs, mais ni plus ni moins qu'ailleurs.

Tableau par mois de la mortalité des vieillards
de 60 ans et plus, suivant les saisons,
du maximum au minimum :

Janvier .281

Février .245

Mars. 208

Avril. 204

Décembre 203

Novembre. 188

Octobre...................173
Septembre.................171
Mai......................171
Août.....................164
Juillet..................155
Juin.....................144

Mortalité par saisons:

Hiver........734.......31,38 %
Automne......564.......24,44 %
Printemps....519.......22,49 %
Été..........490.......21,19 %

On voit par ces tableaux que l'hiver est aussi funeste à la vieillesse que l'été à l'enfance.

Il était important d'étudier dans une grande ville, comme la nôtre, la mortalité dans les différents quartiers.

J'ai pris la division établie pour les cantons, parce qu'elle me semble la plus naturelle et la meilleure. — La grande artère qui part de Bellevue et aboutit à la Terrasse, partage la ville en deux parties; la rue Royale prolongée par la rue des Jardins venant couper à angle droit la grande artère, forme ainsi quatre parties ou cantons.

Le canton *Nord-Est* est circonscrit par la place de l'Hôtel-de-Ville, la rue de Paris, la rue de Roanne jusqu'à la Terrasse d'une part, et d'autre part, par la rue Royale. Il comprend les quartiers du Treuil, de l'Etivalière, du Champ-de-Mars, du Soleil, de Château-Creux, etc.

Le canton *Sud-Est* est circonscrit par la rue
Royale d'une part, et d'autre part, par la rue
de Foy, la rue Saint-Louis, la rue d'Annonay
jusqu'à Bellevue. Il comprend les quartiers de
l'Heurton, de Chavanelle, de Saint-Roch, de
Valbenoîte, etc.

Le canton *Sud-Ouest* est limité par la rue
des Jardins d'une part, et d'autre part, par les
rues de Foy, Saint-Louis, d'Annonay jusqu'à
Bellevue. Il comprend les quartiers de Saint-Louis,
de Tardy, de Beaubrun, de Polignais, etc.

Le canton *Nord-Ouest* est limité par la rue
des Jardins d'une part, et d'autre part, par
la place de l'Hôtel-de-Ville, la rue de Paris,
la rue de Roanne, et comprend le quartier de
Montaud, le Quartier-Gaillard, etc.

Le canton Sud-Est contient l'Hôtel-Dieu. —
Pour éviter les causes d'erreur, j'ai restitué autant
que possible, les décès des individus morts dans
cet établissement, au canton où ils habitaient
antérieurement.

Mortalité des enfants de la naissance à un an.

CANTON NORD-EST.

Décès en 5 ans...................998
Mortalité annuelle..................199
Population vivante..................326
Proportion des morts aux vivants..61,35 %

CANTON SUD-EST.

Décès en 5 ans....................931
Mortalité annuelle..................186
Population vivante..................614
Proportion des morts aux vivants..30,45 °/o

CANTON SUD-OUEST.

Décès en 5 ans....................874
Mortalité annuelle..................175
Population vivante..................157
Proportion des morts aux vivants..

Ces derniers chiffres semblent erronés ; il y aurait, en effet, plus de décès que d'habitants. — Cela tient à ce que dans le quartier de Polignais compris dans ce canton, se trouvent un très-grand nombre d'enfants en nourrice qui, dans les tables de recensement, sont portés comme habitant non à Polignais mais chez leurs parents, et dont les décès ont été inscrits au compte du canton Sud-Ouest.

CANTON NORD-OUEST.

Décès en 5 ans....................406
Mortalité annuelle 81
Population vivante..................105
Proportion des morts aux vivants..77,14 °/o

Ordre des différents cantons, suivant la décroissance de la mortalité:

Canton Sud-Ouest ....
Canton Nord-Ouest.......77,14 °/o
Canton Nord-Est.........61,35 °/o
Canton Sud-Est..........30,45 °/o

Mortalité des enfants de un à deux ans.

CANTON NORD-EST.

Décès en 5 ans...................403
Mortalité annuelle................. 80
Population vivante.................437
Proportion des morts aux vivants..18,30 °/₀

CANTON SUD-EST.

Décès en 5 ans...................359
Mortalité annuelle.................. 72
Population vivante.................787
Proportion des morts aux vivants.. 9,14 °/₀

CANTON SUD-OUEST.

Décès en 5 ans...................330
Mortalité annuelle.................. 65
Population vivante.................369
Proportion des morts aux vivants..17,60 °/₀

CANTON NORD-OUEST.

Décès en 5 ans...................169
Mortalité annuelle.................. 34
Population vivante.................275
Proportion des morts aux vivants..12,36 °/₀

Ordre des cantons suivant la décroissance de la mortalité :

Canton Nord-Est.........18,30 °/₀
Canton Sud-Ouest........17,60 °/₀
Canton Nord-Ouest.......12,36 °/₀
Canton Sud-Est......... 9,14 °/₀

D'après les deux derniers tableaux, on voit que la mortalité est beaucoup plus faible dans

le canton Sud-Est que dans les autres. —
Les chiffres sont éloquents.

Sur 10,000 enfants de la naissance à un an,
il en meurt 3,045 dans le canton Sud-Est,
et 7,714 dans le canton Nord-Ouest ; sur 10,000
enfants de un à deux ans, il en meurt 914
dans le canton Sud-Est, et 1,850 dans le canton
Nord-Ouest.

Cette différence si grande de la mortalité chez
les enfants entre les quartiers d'une même ville,
mérite d'être étudiée.

Mortalité de deux à quinze ans.

CANTON NORD-EST.

Décès en 5 ans 563
Mortalité annuelle.................. 115
Population vivante.................5,529
Proportion des morts aux vivants...2,09 %

CANTON SUD-EST.

Décès en 5 ans..................... 638
Mortalité annuelle.................. 125
Population vivante.................9,259
Proportion des morts aux vivants...1,36 %

CANTON SUD-OUEST.

Décès en 5 ans..................... 467
Mortalité annuelle.................. 95
Population vivante.................4,558
Proportion des morts aux vivants...2,16 %

CANTON NORD-OUEST.

Décès en 5 ans..................... 277
Mortalité annuelle................. 54
Population vivante.................3,172
Proportion des morts aux vivants...1,70 $\%$

Ordre des cantons du maximum au minimum :

Canton Sud-Ouest.........2,16 $\%$
Canton Nord-Est..........2,09 $\%$
Canton Nord-Ouest........1,70 $\%$
Canton Sud-Est...........1,36 $\%$

On remarque que les proportions entre les différents cantons, quoique moins marquées, se maintiennent encore. — C'est toujours le Sud-Est qui fournit le moins de décès, tandis que le Sud-Ouest et le Nord-Est tiennent la tête du tableau.

Mortalité de quinze à vingt ans.

CANTON NORD-EST.

Décès en 5 ans..................... 111
Mortalité annuelle................. 22
Population vivante.................1,740
Proportion des morts aux vivants..1,31 $\%$

CANTON SUD-EST.

Décès en 5 ans..................... 168
Mortalité annuelle................. 35
Population vivante.................2,935
Proportion des morts aux vivants..1,18 $\%$

CANTON SUD-OUEST.

Décès en 5 ans..................... 122
Mortalité annuelle.................. 24
Population vivante.................1,981
Proportion des morts aux vivants..1,21 $^o/_o$

CANTON NORD-OUEST.

Décès en 5 ans..................... 62
Mortalité annuelle.................. 12
Population vivante.................1,087
Proportion des morts aux vivants..1,10 $^o/_o$

Ordre des cantons du maximum au minimum :

Canton Nord-Est..........1,31 $^o/_o$
Canton Sud-Ouest........1,21 $^o/_o$
Canton Sud-Est..........1,18 $^o/_o$
Canton Nord-Ouest.......1,10 $^o/_o$

La masse peu considérable des chiffres de ce tableau, ôte de la valeur aux résultats qui ne modifient pas sensiblement les données précédentes.

Mortalité de vingt à quarante ans.

CANTON NORD-EST.

Décès en 5 ans..................... 492
Moyenne annuelle.................. 98
Population vivante............... 7,612
Proportion des morts aux vivants...1,28 $^o/_o$

CANTON SUD-EST.

Décès en 5 ans 995
Moyenne annuelle.................. 199
Population vivante.................11,322
Proportion des morts aux vivants...1,75 $^o/_o$

CANTON SUD-OUEST.

Décès en 5 ans.................... 478
Moyenne annuelle................. 96
Population vivante................ 9,191
Proportion des morts aux vivants...1,05 °/o

CANTON NORD-OUEST.

Décès en 5 ans.................... 275
Mortalité annuelle................ 55
Population vivante................ 4,978
Proportion des morts aux vivants...1,14 °/o

Ordre de succession des cantons du maximum
au minimum :

Canton Sud-Est...........1,75 °/o
Canton Nord-Est..........1,28 °/o
Canton Nord-Ouest........1,14 °/o
Canton Sud-Ouest.........1,05 °/o

Ici les résultats ne sont plus les mêmes. —
C'est le canton Sud-Est qui occupe le premier
rang, mais les chiffres varient dans des proportions
minimes.

Mortalité de quarante à soixante ans.

CANTON NORD-EST.

Décès en 5 ans.................... 492
Mortalité annuelle................ 98
Population vivante................ 4,201
Proportion des morts aux vivants...2,33 °/o

CANTON SUD-EST.

Décès en 5 ans.................... 723
Mortalité annuelle................ 145
Population vivante................ 6,239
Proportion des morts aux vivants...2,32 °/o

CANTON SUD-OUEST.

Décès en 5 ans...................... 549
Mortalité annuelle.................. 110
Population vivante.................4,693
Proportion des morts aux vivants...2,34 %

CANTON NORD-OUEST.

Décès en 5 ans...................... 260
Mortalité annuelle.................. 52
Population vivante.................3,144
Proportion des morts aux vivants...1,68 %

Ordre de succession des cantons du maximum au minimum :

Canton Sud-Ouest.........2,34 %
Canton Nord-Est..........2,33 %
Canton Sud-Est...........2,32 %
Canton Nord-Ouest........1,68 %

Les différences sont encore ici peu tranchées.

Mortalité de soixante ans et plus.

CANTON NORD-EST.

Décès en 5 ans...................... 387
Mortalité annuelle.................. 77
Population vivante.................1,097
Proportion des morts aux vivants.....7 %

CANTON SUD-EST.

Décès en 5 ans....................1,032
Mortalité annuelle.................. 206
Population vivante.................1,687
Proportion des morts aux vivants..12,22 %

CANTON SUD-OUEST.

Décès en 5 ans..................... 603
Mortalité annuelle.................. 121
Population vivante..................1,471
Proportion des morts aux vivants...8,23 %

CANTON NORD-OUEST.

Décès en 5 ans..................... 235
Mortalité annuelle.................. 47
Population vivante..................1,020
Proportion des morts aux vivants...4,60 %

Ordre de succession des cantons du maximum
au minimum :

Canton Sud-Est..........12,22 %
Canton Sud-Ouest....... 8,23 %
Canton Nord-Est........ 7, » %
Canton Nord-Ouest....... 4,60 %

Le canton Sud-Est est très-chargé dans ce tableau à cause de l'hospice de la Charité qui se trouve dans sa circonscription.

Pour donner une vue d'ensemble de la mortalité par cantons, d'une manière générale, sans distinction d'âge, je vais exposer dans un tableau, par ordre de succession, du maximum au minimum, les chiffres des décès ramenés à la moyenne annuelle, et j'établirai la proportion de ces moyennes annuelles à la population vivante

	Décès.	Population.	Proportion.
Canton Nord-Est	3,446	21,052	3,27 %
Canton Sud-Ouest	3,423	22,741	3 » %
Canton Nord-Ouest	1,684	13,967	2,41 %
Canton Sud-Est	4,846	34,490	2,22 %

Moyenne de la vie dans les divers cantons:

Canton Sud-Est. — 30 ans, 4 mois, 25 jours.

(Les 4,846 décès donnent 147,341 années).

Canton Sud-Ouest. — 26 ans, 7 mois, 9 jours.

(Les 3,423 décès donnent 91,085 années).

Canton Nord-Ouest. — 24 ans, 9 mois, 3 jours.

(Les 1,684 décès donnent 41,793 années).

Canton Nord-Est. — 21 ans, 11 mois, 27 jours.

(Les 3,446 décès donnent 74,419 années).

Proportion des décès aux naissances.

Années.	Décès.	Naissances.
1858	2,814	3,575
1859	2,683	3,856
1860	2,271	3,506
1861	2,708	3,466
1862	2,933	3,149
	13,409	17,552

La différence est donc de 4,143 en faveur des naissances; ainsi chaque année, la population de Saint-Etienne devrait s'accroître de 828 habitants, si l'émigration produite par la crise industrielle que nous traversons, ne rétablissait l'équilibre.

Moyenne des décès et des naissances par jour:

Décès : 7,34. — Naissances : 9,61.

Il meurt donc par jour à Saint-Etienne de 7 à 8 individus; il en naît de 9 à 10.

On peut dire que, jusqu'à ce jour, à Saint-
Etienne, la vie est courte, et que néanmoins la
quantité de vie y est assez considérable puisque
le nombre des décès, quoiqu'excessif, est encore
inférieur à celui des naissances.

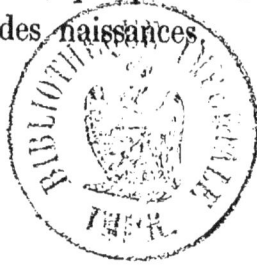

Saint-Etienne, imprimerie de J. PICHON, rue Brossard, 9.